PANA RÖMER

Die Hoffnung in Dir

Pana Römer

Die Hoffnung in Dir

Gedanken und Geschichten aus meinem Leben

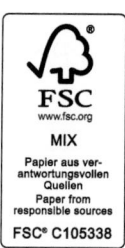

© 2019 Pana Römer
Herstellung und Verlag:
BoD – Books on Demand GmbH,
Norderstedt
ISBN: 9783734734892

Impressum
Praxis für Psychotherapie (HPG)
und Alternative Heilmethoden
Pana Römer
Mobil: 0173 – 64 90 235

E-Mail: info@panaroemer.com
Homepage: www.panaroemer.com

Inhaltverzeichnis

Mein besonderer Dank gilt 7

Vorwort 8

Stationen meines Lebens 10

Das Gefängnis in mir 10

Beim Psychotherapeuten 20

In der Klinik 24

Wieder zu Hause 28

Die Hochzeit 31

Die Hochzeitsreise 33

Zeit der Schwangerschaft 35

Die ersten Jahre mit unserer „Maus" 42

Geschichten aus der Praxis 45

Plötzlich war sie weg 45

Zum Gedenken einer starken Frau 51

Der ideale Partner 55

Wenn die Gefühle plötzlich „verrückt" spielen 58

Gedanken zu verschiedenen Themen 62

Unsere „Erde" – Unser „Wohnort" 62

Vergebung 64

Das Leben mit einer narzisstischen Mutter 68

Was macht eine Beziehung aus? 74

Wege aus der Angst 77

Der Tod 80

Vorstellung einiger Tätigkeitsbereiche von mir 83

Astrologie 83

Kurzfassung der Eigenschaften der Planeten 86

Tierkreiszeichen und Ihre Eigenschaften 92

Die Handdiagnostik 100

Geistiges Heilen 108

Was ist Hypnose? 112

Der Atem meines Lebens 117

Nachwort 119

Mein besonderer Dank gilt

Meinem geduldigen Mann, der immer für mich da ist. Meiner Tochter für die vielen „Spiegelungen", die Sie mir jedes Mal aufzeigt.

Sonja, Andrea, Susi, Renate, Dorle, Regina, Larissa, Conni, Oliver, Harald, Hans und all den ANDEREN, die an mich geglaubt und mich auf meinem Weg begleitet haben.

Ich möchte meine Dankbarkeit auch bei den für mich etwas schwierigeren Persönlichkeiten ausdrücken. Sie waren für mein Weiterkommen meine „wichtigsten" Lehrer.

Desweitern möchte ich mich herzlich bei meinen Klienten für ihr entgegengebrachtes Vertrauen bedanken.

DANKE

Vorwort

Um dahin zu gelangen, wo ich heute bin, war es ein langer Weg und da für mich das Unmögliche möglich geworden ist, sind folgende Zeilen entstanden.

Ich habe dieses Buch geschrieben, um etwas von meinen Erfahrungen und Wissen an Euch, liebe Leser weiterzugeben.

Jeder von uns hat sein eigenes „Päckchen" zu tragen, aber Du kannst Dir sicher sein, dass man nur das bekommt, was man braucht, um im Leben weiterzukommen. Es erfordert zwar Mut, sein Leben in die Hand zu nehmen, aber wie schön ist es, nicht mehr von dem, was kommt, abhängig zu sein.

Dein Schlüssel für Deine Lösungen findest Du **nur** im **Hier** und **Jetzt.**

Tue das, was Dir gut tut. Du bist es Dir wert!

Einfach **TUN**!

Stationen meines Lebens

Das Gefängnis in mir

„Oh mein Gott, ich sterbe. Ich bekomme keine Luft mehr... ich werde ohnmächtig" so oder so ähnlich waren meine ersten Gedanken vor einer Panikattacke.

Es ist nicht meine Absicht eine Autobiographie zu veröffentlichen.
Ich will anhand einiger Stationen/Abschnitte von meinem Leben ein paar Situationen aufzeigen, die das Gefühl Angst aus der Sicht eines Patienten beschreiben und wie ich persönlich jetzt mit der Angst bzw. in meinem Leben mit ihr umgehe.

Für viele Betroffene wird sich einiges wiederholen und viele werden sich mit manchem identifizieren können, aber das ist gut so.

Über die Ursachen oder besser gesagt über diese „Krankheit" Angst kann man nichts Genaues sagen. Es gibt Theorien, die besagen, dass unsere Umwelt schuld ist oder die Angst einfach vererbt worden ist. Wenn man den Studien Glauben schenkt, steigt die Zahl von Angst und Depressionen stetig nach oben. Selbst viele Kinder sind davon betroffen. Es ist dennoch paradox, dass es meistens ein sehr langer Weg bis zur Diagnose ist.

Angst gab es schon immer und jeder hat mal in seinem Leben Angst gehabt. Ohne diese angeborene Angstreaktion könnten wir nicht überleben.
Natürlich hat Angst auch ihre positiven Seiten. Sie kann z.B. dazu beitragen, knifflige Situationen erfolgreich zu bestehen.

Aber nun möchte ich von der Angst sprechen, die unser Leben zur „Hölle" macht.

Eigentlich begann alles ganz harmlos. Ich führte ein ganz „normales Leben", ging morgens ins Büro und spät abends kam ich nach Hause. Da die Läden schon zu hatten, besorgte ich das Nötigste in einer nahe liegenden Tankstelle. Gedanken über meine Ernährung oder mein Leben versuchte ich mir keine zu machen. Schließlich war ich jung und immer beschäftigt. Selbst an Wochenenden waren die Stunden ausgefüllt mit Arbeit. Ich machte die eine oder andere Bekanntschaft, aber im Großen und Ganzen, lebte ich alleine in einer 2-Zimmerwohnung, so wie viele andere Singles in einer Großstadt auch.

All die Jahre gab es aber eine Sehnsucht. Den Traum einer harmonischen Familie.
Die Zweisamkeit, jemanden vertrauen, mit einem Menschen alles teilen zu können. Es fehlte mir die Freude. Nichts hatte eigentlich einen richtigen Sinn. Ich ging zur Arbeit, um meine Miete und

meinen Lebensunterhalt bezahlen zu können.

Wie gesagt, mein Tagesablauf war immer derselbe gewesen. Ich bemerkte damals nicht, dass ich mich in einem Kreislauf befand, der mich heute Jahrzehnte danach noch beschäftigen würde.
Über mein Einkommen konnte ich mich nicht beschweren aber war es das alles wert?
Ja, das war es! Ich würde jetzt nicht hier sitzen und Ihnen von mir erzählen. Scherz beiseite. Diese Erfahrungen haben mich in ein ganz anderes Leben katapultiert.

Ein Leben, dass ich lebe und nicht eins, dass mich lebt!

Nun weiter mit der Geschichte:

Schon als Kind war ich sehr wissbegierig und neugierig. Ich war fasziniert von fremden Ländern und deren Sitten. Die Schütze-Geborenen unter Ihnen werden mich sehr gut verstehen. Ein Schütze will ständig seinen Horizont erweitern.

Jede freie Minute in meinem Leben verbrachte ich mit dem Lernen.
Ich absolvierte diverse Prüfungen, beschäftigte mich sehr intensiv mit der Handlesekunst, Astrologie, Psychologie und las sehr viel über Philosophen.
Ich bin ein Mensch, der sehr viele Fragen hat, aber umso mehr ich las und mich weiterbildete, umso mehr sah ich, dass es noch so viel zu lernen gab und aus einer Frage plötzlich sehr viel mehr wurden. Also war ich auch hier in einem Kreislauf. Mein Kopf war immer beschäftigt und ich brauchte mir keine Gedanken über mich und mein Leben zu machen.

Andere sahen mich als sehr starke Persönlichkeit an, die alles im Griff hat, aber letztendlich hatte ich gar nichts im Griff. Ich war nur eine Marionette, die fremdbestimmt war. Man sagte mir, was ich zu tun habe und ich tat es. Dies war mein Gesetz. Alles was ich anfasste, musste perfekt ausgeführt werden. Es gab kein dazwischen. Menschen, die mit mir zu tun hatten, wussten dass man mir 100-prozentig vertrauen konnte. Leider war mir das auch bewusst und ich wusste, dass ich diese Menschen auf keinen Fall enttäuschen durfte. Bei mir gab es kein NEIN.

Selbstverständlich erwartete ich von meinen Mitmenschen, dass Sie genau so wie ich auf all die Werte wert legten, die für mich sehr wichtig waren. Ich erwartete Ehrlichkeit, Pünktlichkeit, Ordnung, absolute Treue etc.

Dem war aber nicht so. Es gab Enttäuschungen ohne Ende, weil mein Bild nicht realisiert wurde, wie ich es mir vorgestellt hatte.

Ich habe immer versucht der Erwartung der anderen gerecht zu werden, war es aber auch meine?

Mein Leben wurde eine Gewohnheit. Ich lebte vor mich hin. Mein Herz sagte, Du magst das alles nicht und mein Kopf erwiderte, Du musst deinen Pflichten nachkommen. Allerdings vergaß mein Kopf dabei die Rechte meines Herzens zu berücksichtigen.

Gesundheitlich ging es mir nicht immer so gut aber die Signale, die mir damals mein Körper schon gab, verstehe ich erst heute. Jahre später!

Sehr früh hatte ich es mit Magenproblemen zu tun. Danach kam ein Magengeschwür. Es folgten Verdauungs- und Nierenprobleme. Mit den richtigen Medikamenten bekam ich zumindest für eine Weile die Beschwerden in den Griff.
Eines Tages bemerkte ich, dass ich beim Fahrstuhl fahren keine Luft mehr

bekam. Dies war sehr unangenehm, also benutzte ich ohne zu zögern immer die Treppe. Das Büro befand sich im 5ten Stock und so war ich auch richtig stolz drauf, da ich auch etwas für meinen Körper tat.

Kurze Zeit später wollte ich ins Ausland, aber ich merkte, dass ich plötzlich panische Angst vorm Fliegen hatte. Es war unmöglich. Schon meine Gedanken lösten in mir so ein Unbehagen aus, dass ich einfach so zu schwitzen begann.

Zwischenzeitlich hatte ich auch mit meinen Zähnen Probleme. Mein damaliger Zahnarzt verpasste mir, um mir Schmerzen zu ersparen, 13 Kronen auf einmal. Das Resultat waren Dauerschmerzen und Nächte zwischen 2-4 Stunden Schlaf. Ich hatte zwar sehr schöne Kronen, aber da die Schmerzen nicht lokalisiert werden konnten, wurde ich ein richtiger Schmerzpatient, der zusätzlich zu den Schmerzmitteln unzählige Aspirin am Tag nehmen musste.

Nun hatte ich zwei Probleme. Meine Schmerzen und meine Flugangst. Keine Angst, es wurden mehr. Schließlich war ich jetzt wieder in einem Kreislauf.

Immer öfter musste ich während meiner Arbeitszeit oder an Wochenenden in die Klinik oder zu meinem Zahnarzt. Leider sehr lange ohne Erfolg.

Ab jetzt ging es bergab. Ich hatte im Geschäft Probleme, da ich nicht mehr so funktionierte, wie man es gern von mir hätte.
Ich hatte Schmerzen, ich bekam eine seltene Autoimmunerkrankung dazu, die Atembeschwerden verursachte und meine Gelenke anschwellen ließ, ich hatte Ängste und last but not least, meine Panikattacken.

Während dieser ganzen Zeit hatte ich einen vollen Terminkalender. Meistens zwischen vier und fünf Arzttermine in der Woche. Wenn es ganz schlimm kam, wurden es sogar drei Termine am Tag.

Es war alles durcheinander. Ich hatte nichts mehr im Griff. Aber ich kämpfte. Ich wollte für jedes Problem eine Lösung finden.
Um es verständlicher zu machen, versuche ich einzelne Stationen in meinem Leben detaillierter zu beschreiben.

Mein Thema mit dem Fliegen wollte ich nicht einfach hinnehmen und entschloss mich einen Psychotherapeuten aufzusuchen.

Beim Psychotherapeuten

Nach unserem kurzen Vorstellungsgespräch sprach er allgemein über die Angst. Achtung, jetzt wird es fachlich. Er sagte, dass Angst ein Gefühl sei, welches aus drei Komponenten besteht:

Der körperlichen, der gedanklichen und der Verhaltens-Komponente.

- Zur körperlichen Komponente gehören das autonome Nervensystem, Atmung, Schweißdrüsen, Pupillenerweiterung u.v.a.

- Die gedankliche Komponente betrifft, wie der Name schon sagt, unsere Gedanken, Erwartungen, Überzeugungen etc.

- Mit der dritten Komponente wird auf das Verhalten des einzelnen eingegangen. Z.B. Vermeidung von angstauslösenden Situationen.

Weiterhin erklärte er mir die Geschichte mit dem Sympathikus und Parasympathikus, ein System, welches unabhängig vom übrigen System arbeitet. Es ist autonom und sorgt für die Aufrechterhaltung der organischen Grundfunktionen. Während der eine für Aufregung sorgt, schafft der andere wieder Ruhe.

Das was er sagte, war sehr einleuchtend und ich erwähne es, da Angst- und Panikpatienten mit diesen Fremdwörtern bestens vertraut sind.

Zu diesem Zeitpunkt war meine Frage: Funktioniert mein Körper etwa auch so, oder wurde einer von den „Sympathikusen" bei mir vergessen???

Wie dem auch sei, schon bei der zweiten Sitzung stellte sich heraus, daß ich vor vielen anderen Dingen wie z.B. Bus fahren, Kaufhäusern, U-Bahn, Fahrstuhl etc. auch Angst bzw. diese vermieden hatte. Da ich zur damaligen

Zeit sehr viel arbeitete und wie bereits erwähnt, das Nötigste in der nächsten Tankstelle besorgte, war mir das nicht bewusst.

Es folgten Techniken und Ratschläge, die nicht alles, aber vieles in meinem Leben schlimmer machten. Ich war wegen eines „Problemchens" beim Therapeuten und jetzt hatte ich plötzlich unzählige zu lösen. Trotz meiner vielen Bedenken, verpasste ich keine einzige Sitzung und obwohl die Therapie höchstens 20 Minuten dauerte, was eigentlich sehr unüblich ist, fuhr ich dorthin, um für mich das Wichtigste mitzunehmen.

Zwischenzeitlich ging es mir immer schlechter. Durch meine Übermüdung, den vielen Medikamenten und der hohen Belastung in meiner Arbeit, beschlossen die Ärzte, mich in eine Klinik einzuweisen. Schließlich konnte man es nicht mehr verantworten, mich weiterhin so „voll zu pumpen".

Meine Behandlung beim Psychotherapeuten musste ich abbrechen. Die Diagnose, so wie sie mir mitgeteilt wurde, lautete Medikamentenmissbrauch. Welche Ironie des Schicksals. Ich musste ins Krankenhaus, weil Ärzte mir zu viel verschrieben hatten.

In der Klinik

Also packte ich meinen Koffer und ging in die Klinik. Dort angekommen, stellte man fest, dass in dem für mich vorgesehenen Stockwerk kein Bett mehr frei war. Ich trank mit der netten Dame am Empfang einen Kaffee und wartete auf weitere Instruktionen.

Siehe da, auf einer anderen Etage, in einer anderen Abteilung, wurde ein Bett frei.

Meine ersten Eindrücke von der Station machten mich ganz wirr. Mir war nur noch zum Heulen zumute. Zum Glück war jetzt auch mein Freund eingetroffen.

Wenn ich mich beschreiben würde, würde ich sagen, dass ich lebenslustig, humorvoll und sehr neugierig bin. Trotz meiner Ängste und all den anderen Gegebenheiten suchte ich den Kontakt zu den anderen Patienten. Als erstes fragte ich eine Schwester, was die Leute denn hier hätten, und sie sagte, 90 % der Patienten haben Depressionen. Aha, sagte ich, dann muss man den Leuten eben sehr viel Lustiges erzählen und dann würde es ihnen besser gehen. Jetzt weiß ich wie unwissend und wie naiv ich diesbezüglich war. Während des Klinikaufenthaltes lernte ich sehr viel über Depressionen, Ängste, Drogen etc.

Alle anderen wurden eingestellt, d.h. sie mussten vor der Schwester ihre Medikamente nehmen. Ich hingegen musste immer zur Blutentnahme, damit sichergestellt werden konnte, dass ich keine Medikamente nahm. Ich fragte damals, ob mein Blut denn verkauft wird, bei diesen Mengen, die mir ständig „abgezapft" wurden. Na, wenigstens ein Lachen.

Einmal in der Woche musste man zur Visite. Die meisten hatten Angst vor diesem Tag. Man musste in ein Zimmer mit ungefähr 6 oder mehr Ärzten. Sie saßen wie Richter einem gegenüber. Man selbst saß auf einem Stuhl und sah ihnen direkt in die Augen. Der Professor saß mittendrin und fragte einem, wie es denn ginge.

Als ich dran war ging ich natürlich auch hinein. Ich bekam die gleiche Frage und antwortete, dass es mir gut ginge, und fragte nach dem werten Befinden des Professors. Die anderen Ärzte fingen an zu kichern. Er antwortete, dass dies nichts zur Sache täte. „Oh, doch" erwiderte ich. „Denn wenn es Ihnen gut geht, dann geht es mir auch gut".

Es liegt mir fern, irgendetwas zu beurteilen, aber ich muss gestehen, dass es kein angenehmes Gefühl war, auf diesem Stuhl zu sitzen. Diese Methode sollte man vielleicht überdenken.

Ich könnte jetzt auch sehr viel über das Verhalten mancher Ärzte, Therapeuten etc., die z.B. Menschen wie Maschinen behandeln oder gar in eine Schublade tun, schildern, aber das würde bei weitem mein Skript sprengen. Viele Ärzte versuchten ihr Bestes, andere wiederum machten mehr kaputt, als gut. Man sollte den Menschen immer als eine Einheit sehen. Körper und Geist gehören zusammen, wie Plato zu sagen pflegte.

Nach acht Wochen durfte ich wieder nach Hause. Ich nahm zwar keine Schmerzmittel mehr aber es ging mir auch noch nicht richtig gut.

Wieder zu Hause

Da mein erster Wunsch, eine harmonische Beziehung zu führen, in Erfüllung ging, war ich zwar froh wieder zu Hause zu sein, aber gleichzeitig auch sehr, sehr traurig. Schließlich funktionierte ich nicht mehr so, wie ich es die Jahre zuvor gewohnt war.

Ein Besuch bei der Frauenärztin machte mir auch bewusst, dass mein Kinderwunsch leider nicht in Erfüllung gehen würde. Sie fragte mich, ob ich den bereit wäre auch andere Schritte in dieser Richtung zu unternehmen. „Wenn dem so ist, dann muss ich es akzeptieren", antwortete ich ohne jegliche Gefühle zu zeigen.

Ich wollte nicht mehr kämpfen. Das erste Mal in meinem Leben wollte ich nicht mehr kämpfen und das war gut so. Es war der Beginn des Loslassens.

Sogar meinen Freund wollte ich loslassen. Ich erklärte ihm, dass es für ihn besser wäre, wenn er jemanden anders suchen würde. Jemanden, der gesund ist, keine Angst hat, nicht immer müde ist, keine Autoimmunerkrankung hat und mit dem er eine Familie gründen könnte.
Keine Chance, er wollte darüber nichts wissen und meinte, dass alles wieder gut werden würde.

Nach dem Klinikaufenthalt musste ich mir, da wir umgezogen waren, einen neuen Neurologen bzw. Psychotherapeuten suchen. Ich möchte es hier nur erwähnen, da ich von einer Sitzung sehr viel für mich mitnehmen konnte. Wie in jeder ersten Stunde fragte mich der Neurologe, was meiner Meinung nach zu meinen Ängsten geführt hätte. Ich erzählte natürlich gleich von meinen sehr vielen Arbeitsstunden und kaum Privatleben und dass man mich zu dieser Zeit viel ausgenutzt hatte.

„Nein, nein", sagte der Arzt, „Sie haben sich ausnutzen lassen".
Das war es, mir wurde der Boden unter den Füßen gezogen. Ich habe mich all die Jahre ausnutzen lassen, einfach so. Ich habe das mit mir machen lassen, ohne mich zu wehren. Einfach hingenommen.

Die ganzen Jahre über kein EIGENES Leben. Es war ein Gefühl, als ob ich alles vermasselt und keine Chance mehr hatte, es wieder gut zu machen.

Die Hochzeit

Trotz aller Turbulenzen entschieden mein damaliger Freund und ich zu heiraten. Die standesamtliche Hochzeit verlief ohne größere Komplikationen. Ein halbes Jahr später fand dann auch die kirchliche Trauung statt.
Der Kauf des Hochzeitskleides war für mich eine Tortur. Ich hatte wieder mal verstärkt dieses Gefühl der Enge, das Gefühl keine Luft mehr zu bekommen. Mir war alles zu viel. Meine Mutter begleitete mich zum Hochzeitskleid kaufen. Natürlich wusste meine Mutter über meine Ängste Bescheid aber damit umgehen konnte sie nicht, obwohl sie auch unter so manchen Ängsten litt. Wir gingen in den Laden hinein und ich versuchte dem Verkäufer zu erklären, was genau ich wollte und wie man mit mir umgehen sollte, da ich Panikpatientin bin und momentan ziemlich unter Erschöpfungszuständen leide. Der Verkäufer schaute mich ganz verdutzt an und dachte .... das erwähne

ich lieber nicht. Von den fast 4000 Kleidern brachte er mir eins nach meiner Vorstellung. Ich probierte es und es passte wie angegossen, also nahm ich es.
Der Verkäufer bekam schon Gewissensbisse, da alles so schnell ging. Er wollte mich noch beraten und ich wollte nur noch fliehen.

Am Tag der Hochzeit war ich wie verwandelt. Ich hatte so viel Energie. Mir ging es richtig gut. Meine Mutter versuchte auch die Leute von mir fern zu halten damit, ich nicht das Gefühl der Belagerung bekam.

Das gab es nicht, mein Mann war aufgeregter wie ich. Ich war eine richtig glückliche, strahlende Braut. Die ganze Feier war ein Traum.

Die Hochzeitsreise

Die Hochzeitsreise verlief leider nicht so, wie wir es uns vorgestellt hatten. Am zweiten Tag nach der Ankunft hatte ich einen Nervenzusammenbruch. Dem frisch gebackenen Bräutigam ging wahrscheinlich so einiges durch den Kopf.
So, wie es aussah, litt er mindestens genauso wie ich, wenn nicht noch mehr. Ich war so schwach, dass ich mich ein paar Tage kaum bewegen konnte.
Es kam mir vor, als ob ich immer weniger wurde und immer mehr von der Oberfläche verschwand. Als ob man mich „löschen" würde. Mir tat mein Mann leid, aber ich konnte nichts dagegen tun.
Ich schlief sehr viel, aß sehr wenig und betete, dass dieser Zustand bald vorbei sein möge.
So war es dann auch, mir ging es wieder etwas besser und wir konnten die letzten Tage noch etwas genießen.

Für jemanden wie mich war es ein Schock. Ich hatte noch mehr Ängste. Ich hatte jetzt die sogenannte Angst vor der Angst. Was passiert, wenn ich umfalle? Wie peinlich, wenn ich jetzt auffalle oder gar austicke, weil ich es in einem Raum mit vielen Menschen nicht mehr aushalte? Was sage ich? Was denken die anderen? Was passiert wenn, usw. usw.

Man dreht sich im Kreis und jedes „falsche Wort" von irgendjemanden lässt dich noch tiefer in diese Angst versinken.

Ich war doch so stark. Mich hatte früher nichts umgehauen. Als ich jung war sagte mal meine Mutter zu mir: " Kind ich habe Angst, weil du vor nichts Angst hast." Diese Zeiten sind leider vorbei. Ich fühlte mich verloren. Was stimmte nicht mit mir? Wer kann mir helfen? Soll mein Leben, sofern man es Leben nennen kann, so weiter gehen?

Zeit der Schwangerschaft

Da man mir gesagt hatte, dass ich kein Kind bekommen würde, war ich zwar sehr traurig aber ich versuchte mit diesem Thema abzuschließen.

Ich hatte immer noch regelmäßige Termine beim Neurologen, der sich erkundigte, wie es mir ging und mir immer wieder vorschlug doch Antidepressiva zu nehmen, damit ich es leichter hätte. Ich lehnte dankend ab. Schließlich empfand ich mich nicht als depressiv sondern als unendlich erschöpft und sehr ängstlich.
Die Gespräche mit ihm waren zwar ziemlich kurz aber ich ging gerne zu ihm obwohl er mir für mein weiteres Leben nicht viel Hoffnung gemacht hatte.
Trotz allem ging ich wieder zur Arbeit und beschäftigte mich weiterhin mit Angst – und Panikattacken. Ich besuchte eine Selbsthilfegruppe, ich

verschlang unzählige Bücher und versuchte mein Leben neu zu ordnen.

Es hat nicht lange gedauert und ich wurde schwanger. Ich konnte es nicht glauben. Ich schickte meinen Mann drei Mal zur Apotheke um diesen Schwangerschaftstest zu holen. Ja, wir waren schwanger. Die Bestätigung und zusätzliche Überraschung kam dann zeitnah auch von der Frauenärztin. Es sollten Zwillinge werden. Wir waren ganz aus dem Häuschen. Als ich die frohe Botschaft meinem Neurologen mitteilte, schien er sich nicht für mich zu freuen. Er sagte, dass dies kein guter Zeitpunkt sei, jetzt, wo ich endlich ein wenig Fortschritte machen würde. „Das denke ich nicht, das ist genau der richtige Zeitpunkt", antwortete ich ihm. Er machte zwar einen betrübten Eindruck, aber das interessierte mich nicht im geringsten. Mein Mann und ich waren so glücklich und wir wollten es auch so beibehalten.

Mir ging es nicht so gut. Mein Blutdruck war sehr niedrig, ich konnte kaum

stehen und als die Nachricht kam, dass der eine Fötus abgegangen sei, war ich niedergeschlagen. Ich versuchte nach außen, immer die Starke zu sein und mir nichts anmerken zu lassen, aber innerlich empfand ich eine Leere. Sogar die Angst schien sich hierin verirrt zu haben. Mir ging es wieder schlechter und der Neurologe legte mir nahe in die Klinik zu gehen.
Ich sollte mir helfen lassen, schließlich ginge es jetzt auch noch um ein Kind.
Ich stimmte zu und war einige Tage später in der Klinik. Mir war alles zu viel. Ich selbst war mir zu viel. Alles war so anstrengend und die vielen Menschen und Geräusche. Ich versuchte, so oft wie möglich in meinem Zimmer zu bleiben.
Die ersten Anwendungen waren Einzelanwendungen. Es war so als ob ich meinen Körper überall hinschickte aber mein Geist war abwesend.
Eines Tages sprach mich die Tanztherapeutin auf meine Freudlosigkeit an. Sie fragte mich

„wieso ich denn so traurig sei, ich sei doch schwanger und jede Mutter freut sich doch auf ihr Kind" Ich erzählte, dass es zwei hätten werden sollen und schon liefen die Tränen. Wir unterhielten uns eine Weile und mir wurde bewusst, dass ich „schwanger" bin. Die Freude kam langsam zurück und ich durfte auch bald wieder nach Hause.

Es dauerte nicht lange und ich bekam eine Gestose (Schwangerschaftsvergiftung).

Der Blutdruck war jetzt extrem hoch. Meine Ängste waren stärker als zuvor. Ich hatte vor allem Angst. Ich war verzweifelt, ich weinte und weinte. Selbst die Frauenärztin war verzweifelt. Sie versuchte alles Mögliche, damit es mir gut ging. Sie versuchte mich zu beruhigen aber ich spürte ihre Angst um mich und das Baby. Jedes zweite Mal, als ich dort war, wollte sie mich in die Klinik schicken.

Während der Schwangerschaft war ich insgesamt 16 Wochen in der Klinik. Es war eine nicht so schöne Zeit. Die Ängste nahmen zu und ich hatte noch eine Verantwortung für das ungeborene Kind. Mit verschiedenen Mitteln versuchte ich alles in den Griff zu bekommen.

Mit „alles" meine ich vor allem meine Gedanken. Die waren es, die mir das Leben zur Hölle machten. Zur damaligen Zeit entdeckte ich die Märchen und Fabel für mich. Ich las ein Buch nach dem anderen. Fernsehen, Musik und jegliche Geräusche störten mich sehr. Geschlossene Räume, wie Fahrstühle, öffentliche Verkehrsmittel, Restaurants, Kinos etc. waren schon sehr lange tabu für mich.

Meine Welt wurde immer kleiner. Für einen freiheitsliebenden Menschen wie mich, war dies keine Leben, sondern nur ein Dasein. Jeden Abend war ich dankbar, dass ich den Tag überstanden hatte.

Es war wieder mal ein Tag, an dem ich mich selbst vom Krankenhaus entlassen hatte. Ob ich mir bewusst wäre, dass mein Kind und ich innerhalb von kurzer Zeit „hops" gehen könnten und ich solle gefälligst auch an mein Kind denken, rief mir eine Hebamme noch zu. An solche Aussagen und Worte war ich gewohnt. Manche Menschen haben wirklich ihren Beruf verfehlt, dachte ich.

Nachts musste ich wieder mal wegen der Unruhe aufstehen. Doch plötzlich bemerkte ich, dass meine Fruchtblase geplatzt war.
Ich weckte meinen Mann und wir fuhren ins Krankenhaus. Kurz darauf wurde unsere „Maus" per Kaiserschnitt geholt.
  Am nächsten Morgen ging es mir sehr schlecht und ich musste wegen eines Hämatoms wieder notoperiert werden.
Ich erwähne diese Situation, weil für mich etwas eigenartiges passiert war. Die letzten Monate war ich nur am Weinen, Verzweifeln und voller Panik aber an diesem Morgen, als ich in den

OP geschoben worden bin, ließ ich alles los, bedankte mich und sagte, wenn meine Zeit jetzt gekommen ist, bin ich soweit.

Es war ein unbeschreibliches Gefühl. Ich spürte einen Frieden in mir. So als könnte mir nichts mehr etwas anhaben. Ich war frei!

Leider hielt dieser Zustand nur für einige Augenblicke. Immer wieder denke ich an diese Situation und würde mir wünschen, diesen Frieden so oft wie möglich spüren zu dürfen.

Nach der zweiten OP ging es mir sowohl körperlich, als auch seelisch sehr schlecht. Ich war sehr schwach. Ich konnte körperlich sehr wenig tun. Ich versuchte, so gut es ging, für mein Kind da zu sein, in dem ich es stillte, und meinen Geist zu beschäftigen. Mein Mann hat mich während der ganzen Zeit, so gut er konnte, immer und bei allem unterstützt. Es war für ihn auch nicht leicht. Er musste seiner Arbeit nachgehen und zu Hause übernahm er Aufgaben, die ich nicht erledigen konnte.

Die ersten Jahre mit unserer „Maus"

„Jetzt fängt mein schwierigster Job an", sagte ich, als ich Mutter geworden bin. Wir waren sehr glücklich, dass wir doch noch Eltern einer gemeinsamen Tochter geworden sind. Unsere „Kleine" war zwar anstrengend, aber das war für mich ok. Sie war schließlich mein Sonnenschein. Man darf nicht vergessen ein Lächeln von deinem Kind lässt dich so viel vergessen. Ich war dankbar, dass ich trotz aller negativen Prognosen, so viel Schönes erleben durfte.

Von der Arbeit war ich nun die kommenden drei Jahre freigestellt. Hier und da gab ich mal wieder ein paar Sitzungen in Astrologie und allgemeiner Lebensberatung.

Menschen zu helfen, war und ist für mich keine Aufgabe, sondern eine Berufung. Ich war sehr lange im kaufmännischen Bereich tätig aber irgendetwas in mir sagte, das ist es noch nicht. Das ist nicht dein Weg.

Nun die Zeit verging und ich arbeitete weiterhin unentwegt an mir und bildete mich parallel auch weiter. Ich versuchte, am öffentlichen Leben, so gut es ging, teilzunehmen und genoss die Zeit mit meiner kleinen Familie.

Panikattacken hatte ich schon lange nicht mehr und viele meiner Ängste reduzierten sich enorm. Das Einzige was war, war meine Erschöpfung. Ich musste lernen, mit meinen Kräften zu haushalten. Für jemanden, der sehr aktiv war, eine nicht so leichte Aufgabe. Ich hatte gelernt, die Erschöpfung so anzunehmen und auf meinen Körper zu hören. Natürlich soll das nicht heißen, dass ich überhaupt keine Ängste mehr hatte und das war auch in Ordnung. Schließlich glaube ich nicht, dass ich ein Mensch werde, der vor gar nichts mehr Angst hat.

Mittlerweile arbeite ich seit sehr vielen Jahren in eigener Praxis.
Schwerpunkte sind Psychotherapie (HPG), Hypnose, Coaching und energetische Heilverfahren. Ich bin bei mir, in meinem Inneren Heim angekommen und der beste Lehrer war und ist das Leben selbst.

Geschichten aus der Praxis

Plötzlich war sie weg

Tina war eine sehr schüchterne Frau. Sie war verheiratet und Mutter von zwei tollen Söhnen. Eigentlich hatte sie ihren Traummann geheiratet und doch fühlte sie eine Leere, die sie nicht beschreiben konnte. „Du solltest glücklich sein", sagte sie sich selbst immer wieder und wieder, „Du hast ein Haus eine tolle Familie, Freunde, Freiheit. Was willst Du mehr?" Ganz tief in ihrem Herzen fühlte sie sich trotz allem allein.

Im Laufe der Jahre entwickelte sie unerklärliche Ängste. Es ging so weit, dass sie kaum mehr das Haus verlassen konnte. Sie tat alles um wieder ein normales Leben führen zu können. Sieben Jahre lang ging sie mehrmals die Woche zur Psychoanalyse. Ihr ganzes Dasein wurde auseinandergenommen. Obwohl sie kaum Fortschritte gemacht hat, gab sie nie auf.

Eines Tages lernte ich sie auf einer Veranstaltung kennen. Wir saßen zu acht am Tisch und sie mir gegenüber. Es war eine gesprächige Runde. Jeder erzählte ein wenig über sich, über seine Arbeit, Kinder usw. Später am Abend erwähnte ich meine Panikattacken und wie ich damit umging.

Plötzlich horchte sie auf und sagte: „Kannst Du mir helfen?" Mir wurde es ganz heiß im Kopf, ich sollte jemanden helfen, der bereits so lange bei einem Therapeuten war?

„Ich kann es versuchen, aber versprechen kann ich nichts", antwortete ich etwas verdutzt.

Daraufhin folgten in einem Zeitraum von zwei Jahren einige Sitzungen und sehr viele Telefonate. Tina verlor zu keiner Zeit die Hoffnung. Sie folgte jedem meiner Worte und machte fleißig ihre „Hausaufgaben". Ihr Leben veränderte sich zum Positiven. Konzerte, Veranstaltungen besuchen, ins Kino und ohne Ängste einkaufen gehen, war wieder möglich. Sie traf sich mit anderen Frauen zum Kaffee oder verbrachte auch mal ein Wellness-Wochenende mit ihnen. Dafür war sie sehr dankbar und genoss jede Minute, die es ihr gut ging. Man konnte ihr die Freude ansehen. Sie war wie neugeboren.

Dieses „neue Leben" wollte sie mit ihrem Mann genießen. Sie machte ihm unzählige Angebote, die sie gemeinsam unternehmen könnten. Die Kinder waren schließlich erwachsen und unabhängig von den Eltern. Für ihn war alles gut so wie es war. Er trank seinen Kaffee lieber zu Hause und Urlaub war ihm nicht so wichtig. Er war selbständig und vielleicht besorgt, wenn man so viel unterwegs ist und der Betrieb geschlossen werden musste. Der Laden soll schließlich laufen.

Also machte man so weiter wie bisher. Sie kochte, putzte, erledigte die Büroarbeit für ihren Mann und in ihrer freien Zeit war sie viel unterwegs. Mittlerweile hatte sie einen Nebenjob in einer Praxis und war glücklich, mit so vielen tollen Kollegen und Menschen arbeiten zu dürfen.

Eines Tages bekam sie eine Nachricht von einem Kollegen per WhatsApp. Er unterbreitete ihr seine Gefühle und wollte sich gerne mit ihr treffen, um in einem Gespräch für sich abschließen zu können. Tina war total perplex und eher schüchtern gegenüber Männern. „Wir sind doch seit über 4 Jahren Kollegen, wieso jetzt und wieso habe ich nichts bemerkt?", dachte sie sich.

Die Neugier siegte und so ging sie zu ihm und sie sprachen über das Schreiben.

Ab diesem Tag war alles anders. Sie konnte es sich nicht erklären, aber sie hatte Gefühle für diesen Kollegen. Was sollte sie jetzt tun? Was sollte mit ihrer Familie passieren, ihren Kindern, dem Ehemann? Was ist mit ihren Verwandten, Bekannten? Was würden sie denken? Fragen, über Fragen aber keine Antworten.

Sie beschloss, mit ihrem Mann offen darüber zu sprechen. Verständlich, dass er ihr nicht glaubte. Schließlich arbeitete sie seit längerem mit diesem Kollegen. Er unterstellte ihr, dass sie ein Verhältnis mit ihm hätte. Zwei Wochen lang herrschte Gefühlschaos. Ihre Ehe war nicht mehr zu retten. Ihr Mann bat sie zu gehen. Er war zutiefst verletzt und konnte ihre Nähe nicht mehr ertragen.

Für alle Menschen in ihrem Umfeld war dies natürlich ein Schock, aber sie lebt seit diesem Zeitpunkt mit ihrem Freund zusammen. Sie sind glücklich und wollen auch heiraten. Für Tina und ihren Ehemann hatte sich innerhalb 14 Tagen ihr ganzes Leben geändert. Sie verließ ihr sicheres zu Hause in eine unbekannte Zukunft.

Niemand hätte ihr das zugetraut. Eine Frau, die jahrzehntelang mit Ängsten konfrontiert war, ging mutig in die Welt hinaus.

„Glaube an DICH"

Zum Gedenken einer starken Frau

Folgende Geschichte gebe ich gerne weiter zum Gedenken einer sehr starken Frau.

Ich nenne sie in meiner Geschichte Felicitas. Sie kam zu mir, weil sie mit sich selbst Frieden schließen wollte, und um die Zeit, die ihr blieb, leichter ertragen zu können.

Felicitas war Anfang 40 und sie hatte Krebs im Endstadium. Sie galt als austherapiert.

Ich hatte zwar bereits mit ihr einige Male am Telefon gesprochen, aber es war was ganz anderes, als sie das erste Mal zu mir in die Praxis kam.

Trotz ihrer Erkrankung und ihrer Angst vor dem Sterben, war sie immer sehr lebensfroh und lustig.

Sie erzählte mir, wie sie sich die Zukunft für ihre Familie vorstellt und was sie noch alles zu erledigen hatte. Sie wollte alles bis aufs kleinste Detail geregelt haben.

Es ist unmöglich etwas so wieder zu geben, wie man es an Ort und Stelle erlebt hat, aber dennoch möchte ich von einem kurzen Abschnitt unserer letzten Sitzung berichten.

Felicitas: Ich befinde mich in einer Art Wüste. Ich bin barfuß. Ich schau mich um. Es ist still, aber nicht beunruhigend. Ein Mann steht vor mir. Er ist auch barfuß. Wir schauen uns eine Weile an und dann frage ich ihn, ob ich ihm helfen könnte? Er lächelt und bittet mich, mit ihm mitzugehen. Er möchte mir gerne etwas zeigen. „Wo bin ich hier? Bin ich tot?" frage ich, als ob es das Selbstverständlichste der Welt wäre. „Bist du lebendig um tot zu sein?" sagt der Fremde. Etwas irritiert folge ich ihm und versuche ihn über mein Leben aufzuklären. „Ich habe Familie, einen Mann, zwei Kinder, meine Eltern und außerdem habe ich diese Krankheit", stottere ich. Er schaut mich kurz an und antwortet in Sätzen, die ich nicht verstehe. „Das was Du Krankheit nennst, ist eine Ansammlung Deiner Gefühle.... Du bist nicht krank. Wir sind gleich da". Stillschweigend laufen wir nebenher. "Ich glaube ich träume!", denke ich mir, aber das Ganze scheint mir sehr realistisch zu sein. Wir sind da… an dem Ort, den er mir zeigen wollte. Es ist unbeschreiblich. Die Natur, die Wesen, das Licht… ich kann die Gefühle, die ich in diesem Moment empfinde, nicht mit den Worten, die ich kenne, beschreiben. Alles ist so harmonisch, liebevoll, friedlich, lichtvoll und alles zusammen mal die höchste Zahl, die man sich vorstellen kann. Nein, ich glaube selbst, das ist nicht genug… ich finde einfach keine Worte…

Nach der Hypnose unterhielten wir uns noch kurz über das Erlebte und wir wussten beide, dass wir uns zum letzten Mal sehen würden.

Mit folgenden Worten und strahlenden Augen verabschiedete sie sich: „Ich bin bereit, ich habe keine Angst vor dem Tod. Ich wünsche mir, dass alle Menschen gelassen sterben können."

Wenig später hat Felicitas diese Welt verlassen, aber sie wird immer in unseren Herzen weiter existieren.

In Dankbarkeit für eine „starke" Frau……

„Meine innere Stimme kennt den Weg…"

Der ideale Partner

Als Aurora das erste Mal zu mir in die Praxis kam, konnte ich förmlich ihr Herz fühlen. Sie war eine große attraktive Frau mit einer besonderen Ausstrahlung. Sie wirkte zwar „selbstbewusst", aber dennoch sehr „zerbrechlich".
Ihr größter Wunsch war es, den idealen Partner zu finden und mit ihm durchs Leben zu gehen. Sie war traurig und verzweifelt.

Gerne berichte ich von einer unserer Sitzungen:

Eine kleine Zusammenfassung:

Aurora: „Ich bin eine Frau mit langen schwarzen Haaren… mein Name ist Mariele… ich habe viele Röcke an… ich bin barfuß... wir haben das Jahr 1845… ich arbeite in der Wäscherei und beim Bauern… meine Arbeit ist schwer… ich halte eine Gabel mit drei Zacken in der

Hand, mache die Heuhaufen und belade sie zum Trocknen auf die Stecken …sie sehen wie kleine Zelte aus… die Frau des Bauern behandelt mich sehr schlecht… sie kann es nicht ertragen, dass der Bauer Gefallen an mir findet… ich schweige und arbeite… ich brauche das Geld… mein Freund und ich möchten heiraten und eine Familie gründen. Dieser Gedanke lässt mich meine Arbeit ertragen… der Bauer kann seine Finger nicht von mir lassen… Oh mein Gott, er vergewaltigt mich… er droht mir, ich soll ja still halten, sonst würde er der Bäuerin erzählen, dass ich ihn verführt habe… ich kann nicht mehr klar denken… ich fühle nichts mehr… gar kein Gefühl… ich bin schwanger… ich kann nirgends hin, ich muss beim Bauern bleiben, bis das Kind kommt… die Bäuerin ist von Hass erfüllt… sie lässt mich keine Sekunde aus den Augen… ich kann mich kaum auf den Beinen halten… ich bringe einen gesunden Jungen zur Welt… mein Freund hat mich verlassen… er kann es nicht ertragen, dass ich ein Kind von einem anderen Mann bekommen habe… ich fühle mich sehr schwach und alleine… ich verlasse den Bauernhof und arbeite überall, wo es geht… ich bin jetzt 27 Jahre alt und sterbenskrank… ich kann nicht mehr… mein Sohn ist 5 Jahre alt …mein Exfreund hat sich ihm angenommen und bringt ihn in eine Pflegefamilie … ich bin tot…".

Wie geschrieben es ist ein kleiner Auszug der Hypnose. Selbstverständlich wurden diverse „Dinge" aufgelöst.

Man konnte regelrecht beobachten, wie Aurora nach jeder Sitzung immer selbstbewusster wurde. Mittlerweile weiß Sie, was sie will und zweifelt nicht mehr an ihren Entscheidungen.

„Lebe Dein Leben…"

Wenn die Gefühle plötzlich „verrückt" spielen

Ich habe es ein paarmal in meiner Praxis erlebt, dass Klienten über Seelenpartner bzw. Dualseelen reden. Am Anfang war ich sehr skeptisch gegenüber diesen Begriffen, aber mittlerweile bin ich sogar überzeugt, dass es so etwas gibt.

Ganz aufgelöst kam eines Tages Sophie zu mir in die Praxis. Sie wirkte völlig hilflos und verzweifelt. Mit ihren blonden Locken und den schönen blauen Augen sah sie wie ein Engel aus. Die Tränen kullerten ihr über die Wangen. Ich versuchte sie zu beruhigen und bat sie ganz in Ruhe, von ihrem „Problem" zu erzählen.

Sophie war glücklich verheiratet und hatte zwei Kinder, aber eines Tages traf sie Tom, und wusste sofort, er gehört irgendwie zu ihr. Sie konnte sich das Ganze nicht erklären, aber in einem war sie sich sicher. Sie kommt von ihm nicht mehr los. Ihre Ehe war in Gefahr. Sie fühlte eine unendliche Traurigkeit. Tag und Nacht musste sie an ihn denken. Sie würde für diesen Fremden alles tun. Unsere Sitzung lief in Kurzfassung wie folgt ab:

Sophie: …ich fühle einen nassen Boden unter meinen Füssen… ich trage komische Sandalen… sind die alt?... nein sie sind neu aber alt… vor mir sehe ich Berge… dazwischen liegt ein Dorf… es ist ganz leise und still… Kinder sitzen auf dem Boden und spielen mit Steinchen… sie sind auch ganz still… die Frauen flüstern untereinander… ich komme näher zum Dorf… ich weiß nicht, was los ist… alle sind so traurig… die Frauen stehen mit dem Rücken zu mir… sie nehmen mich nicht wahr… sie machen Männersandalen sauber… die sehen komisch aus… und was sie alle anhaben?... eine junge Frau mit langen blonden Haaren und blauen Augen steht etwas abseits… ich will nicht stören… vielleicht kann ich die Frau fragen, was hier los ist… ich frage sie…

sie sagt, dass sie alles vorbereiten, der Krieg ist zu Ende und die Männer kommen endlich Heim... es wird lauter... jemand schreit... die Pferde kommen... ich sehe die ersten Staubwolken... die Männer kommen... das Dorf ist jetzt mit Männern und Frauen gefüllt... manche weinen vor Freude... die junge Frau steht immer noch alleine da... plötzlich erkennt sie das Pferd ihres Verlobten... auf dem Pferd liegt ein Körper mit einer Decke bedeckt... sie rennt hin und zieht die Decke runter... es ist ihr Verlobter... mein Bekannter... seine langen blonden Haare sind mit Blut verklebt... er ist tot... die Frau kann es nicht fassen... sie will es nicht wahrhaben... sie schreit... „Du hast es mir versprochen...Du hast es mir versprochen.... in alle Ewigkeit"...

Zwischendrin fragte ich die Klientin, welches Jahr wir schreiben. Sie sagte, es wäre das Jahr 1013. Die junge Frau, die abseits bzw. alleine stand, war sie selbst.

Die Sitzung war sehr emotional, da das Loslassen nicht so einfach war, doch Sophie konnte danach ihre Situation besser verstehen. Sie war froh, dass sie nicht mehr diese unendliche Traurigkeit fühlte.

„Akzeptieren und loslassen…"

Gedanken zu verschiedenen Themen

Unsere „Erde" – Unser „Wohnort"

Oft frage ich mich, wieso wir eigentlich „Hirn" bekommen haben und es doch nicht nutzen. Manchmal scheint es mir, als ob wir von unserer Vergangenheit nichts dazugelernt haben.

- Wir dürfen niemals vergessen, dass wir „nur" Besucher auf unserem wunderschönen Planeten sind.

- Wir haben unsere Erde zum „Leben" zur Verfügung gestellt bekommen und nicht, um sie zu zerstören.

- Wir sollten ehrlich zu einander sein und uns gegenseitig respektieren.

- Wir alle sind „frei" geboren und jeder von uns hat die gleichen Rechte.

- Wir allein entscheiden, wie wir leben wollen. Jedoch sollten wir die Grenzen eines anderen Menschen nicht überschreiten. Denn er ist auch frei.

- Wir sind alle mit „Nichts" gekommen und gehen mit „Nichts".

„Was Du nicht willst, dass man Dir tu, das füg auch keinem andern zu."

Wenn wir danach handeln, dann sind wir einen großen Schritt weiter….

„Schätze alles Leben…"

Vergebung

Ein paar Gedanken zum Thema „VERGEBEN"

Stell Dir folgende Szenarien vor:

…..Dein(e) beste(r) Freund(in) ist nun mit Deinem Partner zusammen…

…..Du hast Dir eine Firma aufgebaut und die Person, die Du jahrelang unterstützt, seine Karriere gefördert hast, übernimmt plötzlich Deine Firma…..

….Dein Kind wird vor Deinen Augen brutal ermordet…

….Deine Geschwister werden von Deinen Eltern bevorzugt behandelt und erben alles obwohl Du als Einzige(r) bis zum Schluss für Deine Eltern gesorgt hast…

Die Liste von solchen Beispielen könnte unendlich weitergeführt werden.

Es ist nicht immer leicht, jemanden zu verzeihen. Manchmal ist es fast unmöglich, da die Verletzung sehr tief sitzt.

Doch damit findet man bestimmt nicht seinen eigenen „Frieden".

Die Person bzw. das Thema ist noch im „Kopf". Es lässt einen nicht schlafen, es lässt einen an allem zweifeln, wütend werden usw.

Jeder von uns hat jemanden verletzt oder wurde verletzt.

Man muss kein bestimmtes Ritual machen, um zu verzeihen. Bereits die Absicht, es zu tun, bringt uns einen großen Schritt weiter.

Was bedeutet Vergebung? Man ist der Person nicht mehr „böse". Man empfindet keinen Groll, Wut, Zorn etc.

Man ist ihr gegenüber gelassen. Nimm Dir hierfür die nötige Zeit.

Wieso ist es denn so schwer zu vergeben? Jeder von uns macht doch Fehler….

Es heißt „Liebe" heilt. Doch was bedeutet für Dich Liebe?

Wenn wir nicht vergeben, können wir unsere Zukunft nicht leben, denn wir sind in unserer Vergangenheit gefangen.

Wir lassen nicht los.

Wünsche jedem die nötige Kraft, verzeihen zu können. Vergiss bitte nicht, auch Dir selbst zu vergeben, um wieder mit Leichtigkeit und Unbeschwertheit durch Dein weiteres Leben gehen zu können.

Wieder frei zu sein….

„Alles ist möglich…. sogar das Unmögliche…"

Das Leben mit einer narzisstischen Mutter

Es heißt oft, jeder sollte ein wenig „Narzisst" sein. Aber was ist eigentlich ein „richtiger" Narzisst?

Umgangssprachlich versteht man darunter einen Menschen, der egoistisch, arrogant, selbstsüchtig und sich gegenüber anderen rücksichtslos verhält.

Laut ICD-10 (Internationale Klassifikation psychischer Störungen) ist es eine Persönlichkeitsstörung mit u.a. folgenden Merkmalen:

•Einem Bedürfnis nach übermäßiger Bewunderung

•Mangel an Empathie

•Arrogantes Verhalten

- Neidgefühle oder die Überzeugung beneidet zu werden

- Schönheit

- Ausnützung von zwischenmenschlichen Beziehungen

- Gefühl der Einmaligkeit

- etc.

Bei diesen Menschen ist das Selbstwertgefühl gestört. Sie haben oft eine innere Leere, Beziehungen zu anderen Menschen erweisen sich als sehr schwierig, sie neigen zu Angststörungen/Depressionen und körperlichen Symptomen.

Außer der genetischen Veranlagung vermutet man, dass die Ursache dieser Störung in der Kindheit liegt.

In der Regel ist die narzisstische Persönlichkeit nicht heilbar. Es besteht für die Person auch keine Notwendigkeit eine Therapie anzufangen. Schließlich sind alle anderen „krank".

Die Kinder einer narzisstischen Mutter werden für Ihre Zwecke instrumentalisiert. Es sind Marionetten. Sie gehören ihr und sie benutzt sie, so wie sie es braucht. Sie erwartet zu jeder Zeit Bewunderung und ist süchtig nach Aufmerksamkeit.

Bedürfnisse der Kinder werden einfach ignoriert. Dafür wird ihnen immer wieder vorgeworfen, was sie alles für sie getan hat. Schließlich hat sie sie geboren, allein aufgezogen, hat sich aufgeopfert, ihr Leben aufgegeben und jetzt ist es selbstverständlich, dass man zeitlebens ihr „ Leibeigener„ ist.

Schuldgefühle und ein schlechtes Gewissen sind sehr oft „Begleiter" ihrer Kinder. Selbst wenn sie schlecht über ihre Mutter denken, plagt diese Kinder ein schlechtes Gewissen, überhaupt so „etwas" gedacht zu haben.

Man hat kein „Eigenes Leben", denn das der Mutter steht an erster Stelle.

Geschwister werden gegeneinander aufgehetzt. So, wie es gerade in ihren Plan passt.

Mit Kritik kann sie überhaupt nicht umgehen. Sie verdreht einem das Wort im Mund, wird extrem wütend und beleidigend.

Bleibt der Vater bei seiner Frau, übernimmt er die Rolle, die Sie ihm aufträgt. Lässt er sich auf dieses „Spiel" ein, hat er keine Chance, der Vater zu sein, den man sich wünscht. Er kann sich nicht gegen sie stellen. Sie ist unberechenbar und davor hat er Angst.

„Nähe" ist in so einem Haus nicht möglich. Der Vater wird oft niedergemacht. Er wird als böse und unfähig dargestellt.

Manchmal stellt sich die Mutter als Opfer dar, dann wiederum ist sie die schönste, fleißigste und beste Mutter der Welt.

Kinder von so einem Elternteil erkennen sehr spät oder gar nicht, dass sie ihr Leben lang „manipuliert" bzw. benutzt worden sind. Schließlich sind sie vom ersten Atemzug auf ihre Eltern angewiesen und wachsen in dieser „Welt" auf.

Wenn man es irgendwann als Erwachsener erkennt, ist es sehr schwer, sich aus der Umklammerung der Mutter zu lösen und wenn nicht, haben diese „Kinder einer Narzisstin" mein ganzes Mitgefühl.

Es wäre untertrieben zu schreiben, dass es sich hierbei um eine Jahrzehnte lange „seelische Misshandlung" handelt.

Leider würde und kann so ein Mensch es nie so sehen. Er hat eine andere Wahrnehmung. Es heißt ja auch „narzisstische Persönlichkeitsstörung".

Also eine Störung. Wie bereits geschrieben, kann man so einem Menschen nicht helfen und schon gar nicht als sein Kind.

Man sollte die Situation so annehmen wie sie ist, sich schützen und abgrenzen. Mit anderen Worten akzeptieren, und loslassen.

Ich erlaube mir nicht zu urteilen oder zu beurteilen. Ich selbst sehe das Leben als eine Herausforderung. Wenn man das Ganze von außen betrachtet, möchte man weder der Narzisst, noch das Kind sein.

Sollten Sie sich in so einer Situation befinden, holen Sie sich bitte Hilfe.

Jeder Mensch hat es verdient, ein glückliches, zufriedenes und vor allem sein eigenes Leben zu leben!

„Lerne Grenzen zu setzen…"

Was macht eine Beziehung aus?

Beziehung / Partnerschaft

- Beziehung bzw. Partnerschaft ist, wenn sich zwei Menschen zusammentun, um einen gemeinsamen Weg zu gehen. Wenn dem nicht so ist, dann spricht man von einem Abenteuer (es gibt auch viele andere Bezeichnungen dafür).

- Sie ist ein Bestandteil, um ein erfülltes Leben zu leben und eine Bereicherung für jeden Menschen. In einer Beziehung gibt es natürlich auch Probleme, die sogenannten schlechten Zeiten. Hier sollte jeder der Partner dazu beitragen, um gemeinsam eine Lösung zu finden.

- Es lohnt sich immer für eine Beziehung zu kämpfen.... bis zu einem gewissen Punkt.

- In einer Beziehung hat jeder Verantwortung und auch Pflichten, aber die nimmt man gerne in Kauf.

- Eine Beziehung sollte wie eine Pflanze gepflegt werden. Lässt man sie links liegen oder beachtet sie nicht, dann geht sie mit der Zeit ein.

- In einer Beziehung kann man „Alles" teilen. Hier geht es nicht nur um materielle Dinge, sondern auch um Freude, Leid, Glück, Krankheit usw., mit anderen Worten man teilt sein Leben mit dem Partner, man ist EINS.

- Eine Beziehung ist in Gefahr, wenn man permanent das Gefühl hat, mehr zu geben als man bekommt. Mit anderen Worten einer der Partner ist höchst unzufrieden. In diesem Fall sollte man sich überlegen, ob man so ein Leben weiter führen möchte.

- Für mich persönlich noch ein sehr wichtiger Punkt: In einer Beziehung fühlt man sich frei und kann sich dementsprechend persönlich weiter entwickeln. Hier gibt es aber auch Grenzen und dafür sorgen unser gesunder Menschenverstand und vor allem unser Gefühl, dass diese Grenzen nicht überschritten werden. Sonst sind wir wieder an dem Punkt, dass einer der Partner das Gefühl hat, zu viel zu geben, was bei einer harmonischen Beziehung, inakzeptabel ist.

Wünsche jedem Menschen eine wundervolle Beziehung!

Wege aus der Angst

Was kann ich selbst tun?

Jeder von uns ist ein Individuum und was dem einen Menschen hilft, heißt noch lange nicht, dass es dem Anderen auch hilft.

Deswegen ist es wichtig, dass man das findet, was einem selbst gut tut.

Alles passiert im „Kopf" durch unsere Gedanken. Man sollte sich immer bewusst machen, dass Gefühle, die mit der Angst zu tun haben, nicht schädlich oder gar gefährlich sind. Sie sind nur sehr, sehr unangenehm.

Und nun ein paar Tipps:

•Auf den Atem achten, ruhig und langsam weiteratmen und dabei zu sich sagen z.B. Alles ist gut oder ich bin ganz ruhig. Darauf achten, dass man nicht zu tief atmet (hyperventiliert).

- Auf seine Sinne im Hier und Jetzt achten. Was fühlst Du, was riechst Du, was siehst Du…etc?

- Sich ein Stoppschild vorstellen und stopp sagen. Danach sofort an was ganz anderes, auf alle Fälle, an etwas Positives Denken. Solange durchziehen bis man entspannter ist.

- Gebete. Der Glaube versetzt „Berge".

- Gespräch mit der Angst suchen, z.B. Ok, liebe Angst Du bist da und jetzt…? In dem man die Angst akzeptiert, nimmt man ihr „Raum" weg und sie wird weniger.

- Eine Tüte mit sich führen. Im Fall einer Hyperventilation in diese Tüte atmen. So normalisiert sich das Verhältnis von Sauerstoff zu Kohlendioxid im Blut wieder.

Ich könnte jetzt noch unzählige Tipps geben, aber ich denke lieber ein paar, die man sich merken kann.

Ich hoffe, für Dich ist auch was dabei....

„Versuche den Anderen nicht zu verstehen, sondern versuche ihn zu fühlen und handle erst dann..."

Der Tod

Um ehrlich zu sein, schon das Wort katapultierte mich in eine angstvolle Welt. Ist der Tod das Ende? Sehr lange war dieses Thema für mich tabu, aber ich wusste, irgendwann musste ich mich damit auseinandersetzen und irgendwann werde ich ja auch sterben. Ich begann also, diesbezüglich Bücher zu lesen und war auch bei der einen oder anderen Beerdigung.

Während meiner Recherchen stellte ich fest, dass es viele verschiedene Ansichten darüber gab. Manche glauben an die Wiedergeburt, manche an Paradies und Hölle, andere wiederum an „das war es, nichts geht mehr" uvm.

In manchen Kulturen feiert man und in anderen ist man am Boden zerstört, obwohl man weiß, dass sich jeder mal aus dieser Welt verabschieden muss.

Mein Vater war der Ansicht, dass man sich über dieses Thema keine Gedanken machen sollte, da der Tod von alleine kam. Wieso also seine Energie hierfür „verschwenden", war seine Meinung. Er glaubte nur an die Natur.

Selbst am Sterbebett, als ich ihn fragte, ob er den jetzt in diesem Augenblick Angst hätte, verneinte er es. Ich muss gestehen, dass ich diese Einstellung sehr bewundert habe.

In meinen Augen ist der Tod eine Brücke in ein „anderes Leben". Man verlässt seinen Körper und die Seele lebt weiter in einer anderen „Welt". Wir sind stets mit dieser „spirituellen oder geistigen Welt" bzw. Energie verbunden.

Ich habe immer noch sehr viel „Respekt" vor dem Tod, so wie vor einer Geburt auch, aber für mich ergeben die vielen Nahtoderfahrungen der Menschen, eigene Erlebnisse und unzählige Hypnosesitzungen, die ich geführt habe, nur so einen Sinn.

Egal wie, wir sollten den Tod als Bestandteil unseres Lebens sehen und uns nicht davor fürchten.

Der Tod zeigt uns, dass dieses Leben endlich ist.

Aus diesem Grund sollten wir versuchen, aus jedem Tag das Beste zu machen, zu genießen und dankbar zu sein für unser eigenes Leben und für die gemeinsame Zeit, die wir mit unseren lieben Verstorbenen, hier in „unserer Welt", hatten.

„Panta rhei..."

Vorstellung einiger Tätigkeitsbereiche von mir

Astrologie

Das Wort Astrologie kommt aus dem Griechischen und bedeutet Sternenkunde. Unser Geburtshoroskop, welches mit unserem ersten Atemzug entsteht, zeigt unser Potenzial und unsere Neigungen. Dennoch „regieren" uns die Sterne nicht!

Bereits als Jugendliche war das erste, was ich mir bei einem Menschen merken konnte, sein Sternzeichen.

Jeder Mensch ist sowohl ein Teil des Universums, als auch ein Individuum und trägt am kollektiven Schicksal mit bei.

Astrologie ist eine Symbolsprache. Es wurden die veränderlichen Stellungen der Planeten zueinander beobachtet und daraus entwickelte man die Aussagen über bestimmte Geschehen auf der Erde. Sie basiert auf langjährigen Erfahrungen.

Wir brauchen uns nur bewusst zu machen, welchen Einfluss der Mond auf uns hat. So wirkt er unter anderem auf den Wasserhaushalt der Lebewesen, aber auch in unseren Träumen. Der Mond steht in der Astrologie für das Unbewusste, die Fantasie, Gefühle, Stimmung, Intuition, Mutter, Fruchtbarkeit….etc.

Unseren Vorfahren fiel auf, dass die *Planeten* auf Ihrem Umlauf um die Sonne einen bestimmten Weg im Himmel folgten. Sie machten sich Notizen und so entstanden die *Tierkreiszeichen*, die heute jeder von uns kennt. Der Kreis (360 Grad) besteht aus 12 Abschnitten zu jeweils 30 Grad mit dem dazugehörigen Tierkreiszeichen. Diese werden den vier

Elementen *Feuer, Erde, Luft* und *Wasser* zugeordnet.

Schon die Deutung der Tierkreiszeichen, in denen die Sonne, der Mond und andere wichtige Planeten sich zur Zeit der Geburt befanden, gibt uns Auskunft über unseren Charakter, Fähigkeiten und Begabungen. Astrologie zeigt uns, wie viele andere „Methoden" auch, verschiedene Wege auf. Doch welchen wir gehen, bleibt uns überlassen.

„Nur Du kannst Deinen Weg gehen..."

Kurzfassung der Eigenschaften der Planeten

Sonne

Die Sonne herrscht über das Zeichen Löwe.
Sie steht für: Lebenskraft, Vitalität, Selbst, Lebenswille, schöpferischer Geist, das Zentrum, Gesundheit, Ichbewusstsein, Charisma, Persönlichkeit, Autorität, männliches Prinzip, Stolz, Verschwendung, Übertreibung, Arroganz, Egoismus, Mann, Vater…

Mond

Der Mond herrscht über das Zeichen Krebs. Er steht für: Unbewusstes, Gefühl, Seele, Stimmung, Wandel, Intuition, Instinkt, Mutter und Kind, das innere Kind, Fruchtbarkeit,

Empfänglichkeit, Nahrung, körperliche und emotionale Grundbedürfnisse, Launenhaftigkeit, Vorstellungskraft, Frau, Mutter, Familie...

Merkur

Merkur herrscht über das Zeichen Zwilling und Jungfrau.
Er steht für: Verstand, Denken, Sprache, Intellekt, Logik, Kommunikation, Vermittlung, Handeln, Ausdruck, Lernen, Wissen, Beweglichkeit, analytische Gaben, kleine Reisen, Schlauheit, List, Geistesarbeiter, Lehrer...

Venus

Venus herrscht über das Zeichen Stier und Waage.
Sie steht für: Liebe, Schönheit, Sinnlichkeit Liebesfähigkeit, Lebensfreude, Luxus, Besitz, Genuss, Geschmack, Trägheit, Kunst, Takt,

Harmonie, Kitsch, Stagnation, Selbstliebe, Geld und Besitztum, Völlerei, Geliebte, schöne Frau...

Mars

Mars herrscht über das Zeichen Widder. Er steht für: Energie, Dynamik, Durchsetzungskraft, Wille, Impuls, Tatkraft, Aktivität, Leistung, Arbeit, Mut, Tapferkeit, Trieb, Kühnheit, Egoismus, Spontaneität, männliches Sexualverhalten, Kampf, Aggression, Streit, Wut, Angriff, Zerstörung, Anführer, Jäger, Kämpfer...

Jupiter

Jupiter herrscht über das Zeichen Schütze. Er steht für: Expansion, Fülle, Reichtum, Optimum, Glück, Glaube, Begeisterung, Optimismus, Großzügigkeit, Gunst, Würde, Maß,

Lebenssinn, Religion, Vision, Gerechtigkeit, Weisheit, Moral, Ethik, soziales Verhalten, Überheblichkeit, Maßlosigkeit, Übertreibung, Verschwendung, Priester, Justiz, Glücksritter…

Saturn

Saturn herrscht über das Zeichen Steinbock.
Er steht für: Struktur, Prüfung, Stabilität, Reife, Selbständigkeit, Schutz, Konzentration, Lehre, Erfahrung, Verantwortung, Zeit, Gesetz, Strenge, Autorität, gesellschaftlicher Status, Pflichtbewusstsein, Ausdauer, Hemmung, Blockierung, Angst, Kälte, Trennung, Schuld, Verhärtung, Belastung, strenger Lehrer, alter Mensch, Beamter…

Uranus

Uranus herrscht über das Zeichen Wassermann. Er steht für: Unabhängigkeit, Freiheit, Fortschritt, Originalität, Intuition, Erfindung, Entdeckung, Idee, Impuls, Theorie, Technik, Gleichberechtigung, Kameradschaft, Anderssein, Auflehnung, Reform, Revolution, Erneuerung, Unberechenbarkeit, Unzuverlässigkeit, Gefühllosigkeit, Techniker, Erfinder, Einzelgänger...

Neptun

Neptun herrscht über das Zeichen Fische. Er steht für: Empfänglichkeit, Phantasie, Trance, Traumzustand, Gefühl, Inspiration, Mystik, Meditation, mediale Fähigkeit, Opferbereitschaft, Passivität, Illusion, Betäubung, Sucht, Verwirrung, Täuschung, Planlosigkeit, Energiemangel, Sehnsucht, Mystiker, Betrüger, Medien...

Pluto

Pluto herrscht über das Zeichen Skorpion. Er steht für: Umwandlung, Tod, Karma, Auferstehung, Regeneration, tiefe Gefühle, das Wahre, Sexualität, Macht, Suggestion, Beeinflussung, höhere Fügung, Zwang, Kontrolle, Gewalt, Rücksichtslosigkeit, Masse, Therapeut, Detektiv…

Chiron

Chiron herrscht über das Zeichen Jungfrau. Er steht für: Heilkunde, Reinigung, Gesundheit, gesunde Ernährung, Weissagung, Tarot, Chiromantie, Astrologie, Intuition, bewusstes Sterben, Weissager…

Tierkreiszeichen und Ihre Eigenschaften

Der Tierkreis ist eine symbolische Unterteilung der Ekliptik (scheinbare Sonnenlaufbahn von der Erde aus betrachtet im Laufe eines Jahres) in zwölf 30 Grad Abschnitte. Darin sind alle „menschlichen Eigenschaften" enthalten und jeder von uns trägt alle Zeichen in sich. Welche Eigenschaften wir allerdings davon leben, hängt von vielen anderen Horoskop Faktoren ab.

Widder (21.03. – 20.04.)

Planetenherrscher: Mars
Schlüsselwort: Ich bin
Eigenschaften: aktiv, zielbewusst, initiativ, Durchsetzungskraft, mutig, kraftvoll, dynamisch, direkt, willensstark, kämpferisch, draufgängerisch, egoistisch, rücksichtslos, einseitig,

unvorsichtig, ungeduldig, aggressiv, taktlos, triebhaft, rücksichtslos...

Stier (21.04. – 21.05.)

Planetenherrscher: Venus
Schlüsselwort: Ich besitze
Eigenschaften: treu, pragmatisch, erdverbunden, unbeweglich, geduldig, beständig, sinnlich, gefühlstief, genießerisch, hartnäckig, stur, konservativ, nachtragend, störrisch, besitzergreifend, missgünstig, materialistisch, bequem, neidisch, eigenwillig...

Zwilling (22.05. – 21.06.)

Planetenherrscher: Merkur
Schlüsselwort: Ich denke
Eigenschaften: flexibel, anpassungsfähig, gesellig, entgegenkommend, mitteilsam, neugierig, flink, Abwechslung suchend,

vielseitig, kommunikativ, lebhaft, interessiert, widersprüchlich, inkonsequent, oberflächlich, unbeständig, rastlos, nervös, geschwätzig, unzuverlässig…

Krebs (22.06. – 22.07.)

Planetenherrscher: Mond
Schlüsselwort: Ich fühle
Eigenschaften: gefühlvoll, fürsorglich, phantasievoll, Beobachtungsgabe, Familiensinn, hilfsbereit, bedächtig, anschmiegsam, sentimental, verführbar, launisch, ängstlich, zimperlich, langsam…

Löwe (23.07. – 22.08.)

Planetenherrscher: Sonne
Schlüsselwort: Ich will
Eigenschaften: dominant, Ich-Zentriertheit, Selbstbewusst, kreative Kraft, Organisationstalent,

zukunftsorientiert, Großzügigkeit, unternehmerisch, feurig, impulsiv, stolz, vornehm, würdevoll, aufrichtig, gesellig, Einseitigkeit des Geistes, Arroganz, Prahlerei, Machtwille, Vergnügungssucht, Imponiergehabe, übermütig, überheblich, eingebildet...

Jungfrau (23.08. – 22.09.)

Planetenherrscher: Merkur
Schlüsselwort: Ich analysiere
Eigenschaften: gründlich, Ordnungsliebe, Systematik, Logik, Fähigkeit zu analysieren, Vernunft, Sorgfalt, zuverlässig, bescheiden, fleißig, tüchtig, arbeitsam, sachlich, gesundheitsbewusst, kleinlich, sparsam, starr, konservativ, nüchtern, ängstlich, zimperlich, zwanghaft...

Waage *(23.09. – 22.10.)*

Planetenherrscher: Venus
Schlüsselwort: Ich gleiche aus
Eigenschaften: Harmoniebedürfnis, Sinn für Schönheit und Kunst, Diplomatie, Aufgeschlossenheit, ausgleichend, Charme, Begeisterung, freundlich, mitteilsam, gesellig, gepflegt, Schauspielerei, Kunstverständnis, Unentschlossenheit, selbstgefällig, Konflikten aus dem Weg zu gehen…

Skorpion *(23.10. – 22.11.)*

Planetenherrscher: Pluto
Schlüsselwort: Ich begehre
Eigenschaften: Gefühlstiefe, Leidenschaft, Forscherdrang, Treue, Scharfsinn, Loyalität, Sexualtrieb, tiefgründig, Verborgenes aufdecken, Zähe, regenerationsfähig, ruhig wirkend, Jähzorn, kränkend, verletzbar, verletzend, nachtragend, launenhaft, verführbar, skrupellos…

Schütze *(23.11. – 20.12.)*

Planetenherrscher: Jupiter
Schlüsselwort: Ich erkenne
Eigenschaften: bewegungsfreudig, Begeisterung, Zielbewusstsein, Streben nach Wahrheit, sinnsuchend, Gerechtigkeit, Idealismus, Reisen, Freiheitsdrang, großzügig, tolerant, Weitblick, unbesonnen, selbstgefällig, stolz, unbeständig, eingebildet, leichtgläubig, sentimental…

Steinbock *(21.12. – 19.01.)*

Planetenherrscher: Saturn
Schlüsselwort: Ich benutze
Eigenschaften: Ausdauer, ernsthaft, realistisch, Seriosität, Geduld, Logik, Systematik, Gründlichkeit, Strebsamkeit, Leistung, Treue, Arbeitsmoral, Verlässlichkeit, Loyalität, Starrsinn, Strenge, Zurückhaltung, konservativ, asketisch, kalt, sparsam

bis geizig, gehemmt, sorgenvoll, streng...

***Wassermann** (20.01. – 18.02.)*

Planetenherrscher : Uranus
Schlüsselwort: Ich weiß
Eigenschaften: Individualist, Freiheitsdrang, erfinden, geistige Aktivität, Intuition, Humor, Einzelgängertum, Beobachtungsgabe, revolutionär, innovativ, Nüchternheit, Sachlichkeit, Unberechenbarkeit, Gefühls-kühle, widerspenstig, opportunistisch...

***Fische** (19.02. – 20.03.)*

Planetenherrscher: Neptun
Schlüsselwort: Ich glaube
Eigenschaften: Sensibilität, Empfänglich-keit, Einbildungskraft, Phantasie, Träume, Mitgefühl, freundlich, aufopferungsfähig,

empfindlich, gelassen, ruhig, Unentschiedenheit, Inaktivität, Trägheit, Sentimentalität, Gleichgültigkeit, unselbständig, ängstlich, bequem, verführbar, beeinflussbar...

Die Handdiagnostik

„Alles ist in allem enthalten... Der Makrokosmos im Mikrokosmos und umgekehrt."

Wie kam ich zu diesem außergewöhnlichen Studium. Nun, da ich zu den neugierigen Menschen gehöre und sehr viele Fragen hatte, die man mir nicht beantworten konnte, machte ich mich selbst auf den Weg, um diesbezüglich Antworten zu finden. Meine Interessen sind sehr vielfältig, aber eine Leidenschaft von mir ist die Handlesekunst.

Handlesen ist eine uralte Wissenschaft und basiert auf zahlreichen Beobachtungen und Erfahrungen unzähliger Menschen.
Hier geht es ausschließlich um den Handeigner. Durch eine Handanalyse kann man lernen, Schwächen

auszugleichen und von seinen Stärken zu profitieren.

Es gibt sehr viele berühmte Menschen, die sich mit dieser Wissenschaft auseinandergesetzt haben.
Für Aristoteles war die Hand „das Organ der Organe". Selbst Salomo ließ sich aus den Händen lesen.

Das Positive an den Händen ist, dass man sie immer dabei hat. Handlesen zu erlernen ist kein Hexenwerk, aber es ist ein langes Studium, welches von den jeweiligen Personen Geduld erfordert.

Wie wir alle wissen lebten Menschen schon in vorhistorischer Zeit im Einklang mit der Natur.
Man beschäftigte sich mit den Zeichen des Körpers, Astronomie, Getreidebau, Astrologie, Handlesen, Mathematik und vielen anderen interessanten Dingen.

Diese Kunst galt in der Antike als Geheimwissenschaft und wurde von renommierten Männern ausgeübt. Außer den Zigeunern und Priestern beschäftigten sich sehr viele Ärzte mit den verschiedenen Handlinien. Es ist sehr interessant, die Hand in Zusammenhang mit der Astrologie, sprich mit dem Geburtsbild, zu betrachten.

Laut Cheiro (ein begnadeter Handleser, der drei Disziplinen verband; Astrologie, Handlesen und Numerologie) ist dieses Studium so alt wie die Sprache selbst.

Die Form der Hände ist ein Hinweis auf den Charakter. Wenn man damit umgehen kann, kann man durch den ersten Blick viel über die Person erfahren.
Die Handlesekunst fasziniert nach wie vor sehr viele Menschen. Sie hat über Jahrtausende überlebt und ist auf einem sehr großen Erfahrungsschatz aufgebaut. Jede Hand ist einzigartig. Sie ist unser Spiegel.

Umso mehr man eine Hand betrachtet, umso mehr erzählt sie einem.

Aus medizinischer Sicht gibt es mehr Nerven vom Gehirn zur Hand, als in jedem anderen Teil des Körpers. Mit wenigen Worten, die Hand führt das aus, was der Mensch denkt, bevor er es überhaupt ausgesprochen hat. Die Innenseite der Hand ist Sitz des Tastsinnes und besitzt angeblich über 1500 Nervenenden.

Die Hand gibt Antworten zu allem, was den Träger persönlich betrifft.

Es ist naturwissenschaftlich nachgewiesen, dass Veränderungen an den Fingern in Folge als Reaktion einer Krankheit auftreten.

Die „Linien" verändern sich je nach Lebenswandel. Ein Beweis, dass man sein Leben in seiner eigenen Hand hat. Natürlich ist einiges vorprogrammiert, das so genannte Schicksal, aber wie man wie wohin kommt, bleibt stets einem selbst überlassen.

Es ist auch möglich, durch die Handlungen unserer Vergangenheit und die gelebte Gegenwart eine „Mögliche Zukunft" zu prophezeien. Aber wie gesagt eine mögliche Zukunft, die Gegenwart haben Sie jetzt in Ihrer Hand und was Sie säen, werden Sie später ernten.

Anaxagoras unterrichtete dieses Studium bereits im Jahr 440 v. Chr. seinen Schülern.

1475 wurde eins der ersten Bücher gedruckt. Die Kunst Chiromantia, und 1490 kam noch ein Titel heraus Cyromatia Aristoteles cum Figuris.

Die Handlesekunst unterteilt man in folgende Bereiche:

- Die **Chirognomie** befasst sich mit den verschiedenen *Handformen*. Man betrachtet die Form, die Haut, die Fingernägel usw. Es gibt eigentlich drei Grundformen (spatelige, eckige und konische Hand), aber in der Fachliteratur findet man meistens sieben Handtypen. *Der Grundtyp bleibt immer bestehen.*

- Die **Chirologie** ist *die Lehre von der Hand*. Sie gibt Auskunft über den Charakter und liefert sehr viele Informationen aus medizinischer Sicht. Hände mit sehr vielen Linien geben mehr Auskunft, als solche mit wenigen.

- Die **Chiromantie** ist die Weissagung aus der Hand.

Handlinien entstehen bereits im Mutterleib. Laut Aussagen sind sie ab der 16ten Schwangerschaftswoche sichtbar. So wie auch bei einem Radix-Horoskop (Geburtshoroskop) sind auch hier die Anlagen vorhanden. Ich selbst habe noch keine zwei Hände gesehen, die identisch sind.
Selbst ein Händedruck erzählt uns einiges über den Menschen.

Die Betrachtung der Außenhand sagt bereits sehr viel über den Charakter des Handeigners aus. Viele Schriftsteller, die sich mit Chirologie auseinander gesetzt hatten, entwickelten teilweise eigene Handtypen.

Die älteste Einteilung der Hände ist die nach den Elementen (Erde, Wasser, Feuer, Luft). Im Osten waren es fünf, also auch fünf Handtypen und im Westen vier.

Aristoteles wies diesen Elementen folgende Temperamente zu:

Feuerhand	cholerisch
Wasserhand	melancholisch
Erdhand	phlegmatisch
Lufthand	sanguinisch

Die Zeichen in der Hand sind das Horoskop, das die Natur dem Menschen mitgegeben hat.

(Albert Kniepf, Astronom)

Jede Hand ist „einzigartig"

Geistiges Heilen

Ich habe mir gerade ein nicht so einfaches Thema ausgesucht. Eigentlich praktiziere ich Geistiges Heilen ein paar Jahrzehnte, aber mir war nicht bewusst, dass es so schwierig sein würde, es mit einfachen Worten auf Papier zu bringen.

Vor allem ist es nicht so leicht, etwas zu erklären, was für „uns" auf unsichtbarer Ebene stattfindet. Man erinnere sich an das Märchen „Des Kaisers neue Kleider".

Bei der Energiearbeit arbeitet man mit der feinstofflichen Ebene. Jeder einzelne Gedanke verändert unser Energiefeld. *Alles ist Energie* und wir haben die Möglichkeit auf mentaler Ebene, durch unser Denken, Einfluss darauf zu nehmen.

Geistiges Heilen ist ein Sammelbegriff für verschiedene Behandlungstechniken im energetischen Bereich. Das Spektrum reicht vom Handauflegen, Gebetsheilung, Reiki, Schamanismus, Besprechen, Auraheilung, Quantenheilung uvm.

Durch den „Heiler", der dabei als "Kanal" wirkt, werden die Selbstheilungskräfte aktiviert.

Er trägt dazu bei, dass das Energiefeld harmonisiert wird und wieder ins Gleichgewicht kommt.

Mit Energiefeld meine ich die Aura (den Lichtkörper, der um uns ist), die aus verschiedenen Schichten besteht und den 7 Hauptchakren (Energiezentren im Körper).

Heilende Fähigkeiten werden uns von Natur aus mitgegeben und sehr wahrscheinlich benutzt der eine oder andere sie bereits, ohne sich dessen bewusst zu sein. Jedoch hat nicht jeder die gleiche „Berufung".

Es gibt Menschen, die können sehr gut singen und heilen durch ihren Gesang, andere sind leidenschaftliche Bäcker oder Komiker usw.

Jeder einzelne von uns kann in irgendeiner Art und Form zur Heilung beitragen.

Geistheilen ist so alt wie die Menschheit und meiner Meinung nach sollten „Heiler" und Mediziner Hand in Hand arbeiten.

Ich bin überzeugt, dass „Energiearbeit" bei allen „Problemen", gleich welcher Art, helfen bzw. unterstützen kann.

Bitte bedenke:

Eine Energiebehandlung ersetzt nicht den Arzt oder Heilpraktiker!

Solltest Du den Heiler in Dir noch nicht gefunden haben, wünsche ich dir, dass Du ihn bald finden wirst.

„Liebe heilt..."

Was ist Hypnose?

Hypnose kommt aus dem altgriechischen und bedeutet Schlaf. Es ist ein Zustand zwischen Wachsein und Schlafen. Der Hypnotisierte ist körperlich tief entspannt, aber geistig aufmerksam und konzentriert. (Alphazustand) Der schlafähnliche Bewusstseinszustand wird durch Suggestionen herbeigeführt. Es gibt kein Zeitgefühl während der Hypnose.

Wir haben keinen direkten Zugriff auf unser Unterbewusstsein, außer bei der Hypnose/Trance.

Vereinfacht ausgedrückt: Hypnose ist ein gezielt von außen (Hypnotiseur) eingeleiteter Bewusstseins- oder Entspannungszustand, der auch Trance genannt wird. In diesem Zustand ist unser Verstand eingeschränkt, so dass damit auch die Kritikfähigkeit in den Hintergrund tritt. Dinge können so von einem ganz anderen Blickwinkel aus betrachtet werden.

Sie hat jedoch nichts mit der Showhypnose zu tun!

Nichts passiert gegen Ihren Willen, denn wir verfügen alle über einen „Inneren Wächter".

Anwendungsgebiete können wie folgt sein:

-Entspannungshypnose (Kosmetik für die Seele)

-Steigerung des Selbstbewusstseins

-Abbau von Stress

-Verbesserung der Konzentrationsfähigkeit

-Schmerzen lindern (begleitend mit der Schulmedizin)

-Ängste

- Depressive Verstimmung (begleitend mit der Schulmedizin)

- Blockaden und Glaubenssätze auflösen

- Gewichtsreduktion

- Rauchentwöhnung

- Prüfungsangst

- Migräne

- Schlafstörungen (wenn keine organische Ursachen vorhanden)

- Lösungen von aktuellen Problemen...

- uvm.

Weitere Bereiche der Hypnose sind:

- **Regression** (zurück in die Kindheit)
- **Reinkarnation** (zurück in andere Leben)
- **Progression** (Zukunftsschau)

Ein Anamnesegespräch ist sehr wichtig, um Kontraindikationen auszuschließen.

Hypnose hat viel mit Vertrauen zu tun. Deswegen sollte man beim geringsten Zweifel, „NEIN" zum Therapeuten sagen und die Sitzung abbrechen.

„Wir haben alle das Recht, ein glückliches und zufriedenes Leben zu führen."

Der Atem meines Lebens

An einem unerwarteten Tag, vor einigen
Jahren, kamst Du in mein Leben.

Seit dieser Zeit ist das Blut in meinem
Körper mit Liebe erfüllt, die Luft, die ich
atme ist voll von süßem Duft.

Auch wenn die Wege, die wir gehen
nicht leicht und angenehm sind,
so habe ich doch die Hoffnung,
dass sich unser gemeinsamer Weg
in Glück und Liebe
zu einer Zeit erfüllen wird,
die nicht mehr lange auf sich warten
lässt!

An einem unerwarteten Tag, in naher
Zukunft!

(V. Römer)

Nachwort

HEILUNG VON INNEN

Seit über 30 Jahren begleite ich Menschen, in ihrem Heilungsprozess.

Es ist für mich wichtig, den Menschen als Ganzes wahrzunehmen.

Psychische Störungen nicht nur bei den Erwachsenen sondern auch bei Kindern nehmen in unserem heutigen System stetig zu. Aus eigener Erfahrung weiß ich, dass viele von diesen Erkrankungen mit alternativen Heilmethoden sehr gut behandelbar sind.

Die Leichtigkeit meiner Arbeit liegt hauptsächlich in der Hypnose, dem energetischen/geistigen Bereich, der psychologischen Beratung und der Astrologie.

Meine Beratungen beinhalten lösungsorientierte Ergebnisse…

Meine „Innere Stimme" kennt den Weg…